UNIVERSITÉ DE MONTPELLIER N° 8

FACULTÉ DE MÉDECINE

DES KYSTES HÉMATIQUES DE L'OVAIRE

THÈSE

Présentée et publiquement soutenue à la Faculté de Médecine de Montpellier

Le 13 Mai 1914

PAR

Samuel KRATZOWSKY

Né à Bialystok (Russie), le 12 novembre 1885

Pour Obtenir le Grade de Docteur d'Université

(MENTION MÉDECINE)

Examinateurs de la Thèse:
- DE ROUVILLE, Prof. adjoint, *Président*
- ESTOR, Professeur
- RICHE, Agrégé
- MASSABUAU, Agrégé

Assesseurs

MONTPELLIER
IMPRIMERIE COOPÉRATIVE OUVRIÈRE
14, Avenue de Toulouse. — Téléphone : 8-78
1914

UNIVERSITÉ DE MONTPELLIER N° 8

FACULTÉ DE MÉDECINE

DES KYSTES HÉMATIQUES DE L'OVAIRE

THÈSE

Présentée et publiquement soutenue à la Faculté de Médecine de Montpellier

Le 13 Mai 1914

PAR

Samuel KRATZOWSKY

Né à Bialystok (Russie), le 12 novembre 1886

Pour Obtenir le Grade de Docteur d'Université

(MENTION MÉDECINE)

Examinateurs de la Thèse:

- DE ROUVILLE, Prof.-adjoint, *Président.*
- ESTOR, Professeur. — *Assesseurs*
- RICHE, Agrégé. — *Assesseurs*
- MASSABUAU, Agrégé. — *Assesseurs*

MONTPELLIER

IMPRIMERIE COOPÉRATIVE OUVRIÈRE

14, Avenue de Toulouse. — Téléphone : 8-78

1914

PERSONNEL DE LA FACULTÉ

Administration

MM. MAIRET (✻) .... Doyen.
SARDA .... Assesseur.
IZARD .... Secrétaire.

Professeurs

Pathologie et thérapeutique générales	MM. N.....
Clinique chirurgicale	TEDENAT (✻).
Clinique médicale	CARRIEU.
Clinique des maladies mentales et nerveuses	MAIRET (✻).
Physique médicale	IMBERT.
Botanique et histoire naturelle médicales	GRANEL.
Clinique chirurgicale	FORGUE (✻).
Clinique ophtalmologique	TRUC (O. ✻).
Chimie médicale	VILLE.
Physiologie	HEDON.
Histologie	VIALLETON.
Pathologie interne	DUCAMP.
Anatomie	GILIS (✻).
Clinique chirurgicale infantile et orthopédie	ESTOR.
Microbiologie	RODET.
Médecine légale et toxicologie	SARDA.
Clinique des maladies des enfants	BAUMEL (✻).
Anatomie pathologique	BOSC.
Hygiène	BERTIN-SANS (H.)
Clinique médicale	RAUZIER (✻).
Clinique obstétricale	VALLOIS.
Thérapeutique et matière médicale	VIRES.

Professeurs adjoints : MM. De ROUVILLE, PUECH, MOURET.

Doyen honoraire : M. VIALLETON.

Professeurs honoraires : MM. E. BERTIN-SANS (✻), HAMELIN (✻), GRASSET (O...

Secrétaire honoraire : M. GOT.

Chargés de Cours complémentaires

Clinique gynécologique	MM. De ROUVILLE, prof. adj.
Accouchements	PUECH, profes. adjoint.
Clinique d'oto-rhino-laryngologie	MOURET, profes. adj.
Pathologie externe	LAPEYRE, agr. lib. ch. de c.
Clinique des maladies des voies urinaires	JEANBRAU, ag. lib. ch. de c.
Clinique ann. des mal. syphil. et cutanées	VEDEL, agr. lib. ch. de c.
Médecine opératoire	SOUBEYRAN, ag. lib. ch. de c.
Clinique annexe des maladies des vieillards	EUZIÈRE, agrégé.
Accouchements	P. DELMAS, agrégé.

Agrégés en exercice

MM. GALAVIELLE.	MM. CABANNES.	MM. RIMBAUD.
GRYNFELTT.	DERRIEN.	ROGER.
LAGRIFFOUL.	P. DELMAS.	ETIENNE.
LEENHARDT.	MASSABUAU.	LISBONNE.
GAUSSEL.	EUZIÈRE.	MARQUÈS (ch. d. t.)
RICHE.	J. DELMAS.	

Examinateurs de la thèse :

MM. De ROUVILLE, Président.	MM. RICHE, Agrégé.
ESTOR, Professeur.	MASSABUAU, Agrégé.

La Faculté de Médecine de Montpellier déclare que les opinions émises dans les dissertations qui lui sont présentées doivent être considérées comme propres à leur auteur ; qu'elle n'entend leur donner ni approbation, ni improbation.

A MON PÈRE ET A MA MÈRE

Témoignage sincère de ma profonde affection et de ma plus vive reconnaissance pour leur tendre sollicitude.

A MON FRÈRE, A MES SŒURS

MEIS ET AMICIS

S. KRATZOWSKI.

A MON PRÉSIDENT DE THÈSE

MONSIEUR LE PROFESSEUR DE ROUVILLE

PROFESSEUR DE CLINIQUE GYNÉCOLOGIQUE

A MONSIEUR LE PROFESSEUR ESTOR

PROFESSEUR DE CLINIQUE CHIRURGICALE INFANTILE

A MESSIEURS LES PROFESSEURS AGRÉGÉS

RICHE ET MASSABUAU

S. KRATZOWSKI.

DES

KYSTES HÉMATIQUES

DE L'OVAIRE

INTRODUCTION

Les kystes hématiques de l'ovaire, connus de longue
te, n'ont été bien étudiés que pendant les derniers
-15 ans. Leur anatomie pathologique est bien appro-
ndie actuellement, mais au point de vue clinique nous
mmes loin de pouvoir établir leur diagnostic, et c'est
cours d'une laparotomie le plus souvent ou bien à la
cropsie qu'on les découvre. Leur étiologie et patho-
nie encore assez obscures ont provoqué de nombreu-
s discussions dans les Sociétés savantes et la littéra-
e gynécologique. Cependant l'infection et la dégéné-
scence microkystique des ovaires très favorisées par
congestions périodiques auxquelles sont sujets les
ires, la présence des follicules de De Graaf et des
ps jaunes, autant de cavités préexistantes qui ne
nandent que des conditions favorables pour former
kystes sanguins, voilà grosso modo les idées domi-
nt actuellement sur les causes et la genèse des kystes
natiques des ovaires, affection si souvent bilatérale.

Les kystes hématiques de l'ovaire peuvent être divisés en primitifs et secondaires. Ils seront primitifs chaque fois qu'ils naissent pour ainsi dire et s'accroissent en même temps que leur contenu hémorragique. Secondaires seraient les kystes dont le contenu est devenu hémorragique à la suite d'un traumatisme par exemple ou d'une torsion du pédicule. Dans cette dernière classe rentreraient aussi les hématomes de l'ovaire atteint d'une tumeur maligne.

Dans notre thèse nous nous proposons de jeter un coup d'œil d'ensemble sur l'état actuel de la question des kystes hématiques des ovaires et de réunir quelques observations caractéristiques.

L'observation de MM. de Rouville et P. Delmas qui nous a inspiré le sujet de notre thèse est une des plus complètes et des plus typiques des kystes sanguins bilatéraux.

HISTORIQUE

La question des hémorragies de l'ovaire en général et des kystes hématiques en particulier a été traitée déjà en 1848 par Pollard. Les études de Laugier en 1855 et de Robin en 1856 furent suivies du travail remarquable de M. Puech en 1858 qui étudia dans le *Montpellier Médical* l'apoplexie et les kystes hématiques des ovaires.

Viennent ensuite les travaux de Bœckel et de Léopold.

sur les « kystes ménorragiques » et les tumeurs sanguines de l'ovaire.

La thèse de Rollin éclaira beaucoup la question, et des observations nouvelles parurent. Signalons celles de Potier, Mickelson, Castan et Bauby, Lacouture. En 1903 la question fut reprise dans la thèse de Boudey (Bordeaux), et celle de Vigneau (Lyon). De nouvelles observations furent publiées par Chavannaz en 1905, et Schæffer dans les « Arch. für Gynæk. » de 1905. Vers la même époque parurent les travaux de Constantin Daniel, et enfin l'étude très complète et munie de belles planches que publièrent MM. Forgue et Massabuau, dans la *Revue de Gynécologie et de Chirurgie abdominale*.

ÉTIOLOGIE ET PATHOGÉNIE

Si nous nous rapportons aux différentes observations publiées des kystes hématiques des ovaires, nous constatons que presque toutes ont trait aux femmes avant la ménopause ; la plupart des kystes hématiques se rencontrent chez des femmes en pleine période génitale, et ce n'est qu'exceptionnellement que cette affection se voit chez des enfants. Nous en concluons que la congestion qui se produit au niveau des organes génitaux de la femme pendant ses époques cataméniales agit comme cause déterminante. Mais cette cause déterminante à elle seule est loin d'être suffisante pour produire un kyste hématique de l'ovaire. Ici les causes prédisposantes et adjuvantes sont d'une importance capitale. Et ces causes adjuvantes sont différentes selon les auteurs. Les uns s'attachent à la disposition anatomique du follicule, et disent que c'est la position centrale d'un follicule de De Graaf, qui fait que l'hémorragie produite au niveau d'un tel follicule ne peut pas se déverser au dehors, s'enkyste et produit par sa répétition un kyste hématique de l'ovaire. D'autres expliquent la formation du kyste par l'ovarite chronique. Doléris et Petit incriminent la « diathèse sclérokystique » et insistent sur la sclérose périphérique et folliculaire. « Ce sont d'ailleurs ces lésions qui expliquent l'accumulation excessive de sang dans les vaisseaux, de même que la dégénérescence des capillaires rend compte de la facilité de leur rupture. En effet, la coexistence des kystes hématiques de l'ovaire avec des petits kystes à contenu citrin est excessivement fréquente. Nous la retrouvons dans l'observation de MM. Rouville et P. Delmas. On pourrait se demander si ces kystes hématiques n'auraient pas la même étiologie que la dégénérescence sclérokystique.

Or, en dehors de l'ovarite chronique, en dehors de l'infection, cette grande cause agissant par propagation, créant un état congestif chronique en même temps que du tissu scléreux, il faut envisager à l'heure actuelle l'atrésie normale des follicules de De Graaf. Les observations des petits kystes chez le nouveau-né ne sont pas rares. Pendant la grossesse ces kystes restés stationnaires jusqu'alors subissent un accroissement parfois considérable, et il est très possible qu'à la suite de l'hyperémie accompagnant les organes génitaux pendant cet état, le contenu de ces kystes devienne hémorragique par rupture de quelques vaisseaux pariétaux.

Aussi nous pouvons ramener l'étiologie des kystes hématiques de l'ovaire à deux causes principales : l'infection et la dégénérescence sclérokystique.

Voyons comment agit l'infection : Tout d'abord les infections générales peuvent produire des kystes hématiques au niveau des ovaires. La rougeole, la fièvre typhoïde, les oreillons, la scarlatine, le choléra surtout ont été incriminés à juste titre de la production des hématomes de l'ovaire constatés à la nécropsie (Slavjansky, Fränkel, Dopfer).

La tuberculose aussi a été indiquée comme cause des kystes hématiques de l'ovaire. Deux observations se rapportent à cette question : un cas d'autopsie d'une femme morte de tuberculose pulmonaire et intestinale chez laquelle on a trouvé un kyste sanguin de l'ovaire (Duplay) et l'observation de Paquet, où il s'agit d'une malade atteinte de kystes hématiques des 2 ovaires chez laquelle on a trouvé des signes de tuberculose. Ces deux observations peuvent-elles nous faire conclure que la tuberculose est une cause des kystes hématiques de l'ovaire ou même seulement une cause prédisposante comme toutes les maladies infectieuses en général (Boudey) ? Nous ne le croyons pas. La tuberculose se distingue des états généraux cemme la fièvre typhoïde, la rougeole, etc., précisément en ce qu'elle estune maladie locale. Nous savons aussi que les époques menstruelles chez les tuberculeuses sont souvent remplacées par des hémoptysies. D'autre part nous connaissons l'importance qu'a l'afflux sanguin dans les ovaires dans la production des kystes hématiques. Par conséquent ce n'est pas en congestionnant le poumon que la tuberculose produirait des kystes hématiques au niveau des ovaires.

Quant aux observations mentionnées plus haut, elles ne nous paraissent pas probantes parce que les kystes hématiques des ovaires ont pu se produire chez leurs porteuses avant que ces dernières soient devenues tuberculeuses et que nous ne voyons aucun rapport de cause à effet entre ces deux affections.

Enfin on conçoit que la chlorose et l'hémophilie puissent faire partie de l'étiogie. de l'affection qui nous occupe.

L'infection localisée à l'appareil génital (streptococcique et gonococcique) est une cause encore plus importante. « A ce point de vue, Martin classe les nombreux cas qu'il a pris le soin d'observer en deux séries. Dans la première, qui ne comprend que quinze cas, il n'a pu relever aucune affection inflammatoire antérieure à l'apparition de l'hématome. La seconde série, beaucoup plus fournie celle-là, puisqu'elle embrasse 119 cas, renferme les observations d'hématomes qui éclatèrent chez des personnes atteintes déjà de phlegmasies aigues ou chroniques qui intéressaient la zone génitale. » (Thèse de Vigneau, Lyon 1902.) Si nous ajoutons à cela que la plupart des observations des kystes hématiques des ovaires publiées jusqu'à présent contiennent comme détail opératoire la présence des adhérences des kystes aux organes et tissus avoisinants, l'importance capitale de l'inflammation dans la production des kystes hématiques nous semble alors parfaitement établie.

La théorie de la dégénérescence sclérokystique des ovaires expliquant la formation des kystes hématiques a été soutenue encore en 1888 par Doléris et Petit, ce qu'ils appelaient « la diathèse sclérokystique ». Actuellement ces idées ont été largement développées et approfondies dans le travail remarquable de MM. Forgue et Massabuau qui ont établi la large part pour laquelle entre l'ovaire sclérokystique dans l'étiologie des kystes hématiques des ovaires. Dans le Traité de gynécologie du professeur Pozzi nous lisons : « Dans la dégénérescence microkystique, résultat d'ovarite chronique, les kystes folliculaires et les kystes des corps jaunes sont parfois le siège d'apoplexie, et la rupture de ces apoplexies kystiques donne lieu à un épanchement sanguin dans le péritoine. » Nous pouvons donc considérer la dégénérescence microkystique des ovaires comme une cause des kystes sanguins.

Or la dégénérescence microkystique elle-même résulte dans un grand nombre de cas d'une ovarite chronique, et nous voilà encore ramenés à l'infection, cause première des kystes hématiques des ovaires.

Cependant il existe un ovaire microkystique physiologique congénital, comme l'ont établi MM. Forgue et Massabuau, et il existe des kystes sanguins des ovaires chez des vierges n'ayant eu antérieurement aucune maladie. Une rupture vasculaire se produisant sous l'influence d'une cause occasionnelle quelconque, au niveau d'un ovaire microkystique congénital, voilà une explication très satisfaisante de ces kystes chez les vierges. L'observation de Jayle qu'on trouvera plus loin (Obs. III) est d'un bel exemple de ce que nous venons d'avancer.

Enfin nous ne pouvons pas passer sous silence les causes occasionnelles : la fatigue, un bain trop froid ou trop chaud, le refroidissement, les rapports sexuels pratiqués pendant l'époque menstruelle ou au voisinage des règles (Vigneau). A ce point de vue une étude établissant la fréquence ou la non-fréquence des kystes hématiques chez les juives serait très instructive. On sait, en effet, que la religion juive interdit les rapports sexuels aux femmes pendant la période menstruelle et même 7 jours après. Malheureusement à l'heure actuelle nous n'avons aucune donnée à ce sujet.

Le traumatisme chirurgical au moment des règles a été aussi invoqué, et voici ce que nous lisons dans la thèse de Vigneau, page 13 : « Martin apporte 26 cas (dont 14 ont subi un contrôle automatique et 12 un contrôle clinique), où l'on doit attribuer l'apparition d'hématomes ovariens à un traumatisme chirurgical s'exerçant au moment des règles : tel que essai de réduction violente d'une déviation utérine, traitement intempestif par les sondes et les pessaires. »

Enfin signalons les cysthématomes menstruels postopératoires dont une observation excessivement intéressante a été publiée par MM. de Rouville et A[illegible]vat au mois de juin 1913 dans les « Archives [illegible]suelles d'obstétrique et de gynécologie ».

ANATOMIE PATHOLOGIQUE

Au point de vue de leur volume, les kystes hématiques de l'ovaire présentent toutes les variations. Le plus souvent ce sont des kystes gros comme une noisette, comme une noix. Souvent ils acquièrent le volume d'un œuf de poule, de dinde. Enfin il en existe de très gros, atteignant le volume d'une orange, d'une tête d'enfant. Alors leur cavité est cloisonnée, et présente des cavités accessoires. L'observation de Bœckel est très instructive à ce point de vue.

Contenu. — L'épanchement sanguin des kystes peut être sanguinolent, hémorragique pur, s'il est récent, noir ou couleur chocolat, s'il est ancien. La consistance de même est variable. Le sang peut être liquide dans la cavité du kyste ou bien coagulé. Si l'épanchement est un peu considérable, la partie inférieure est coagulée et au-dessus on trouve une couche de sérum. Dans quelques cas rares le contenu s'infecte soit par voie lymphatique, soit par voie sanguine et devient alors sanguino-purulent.

Paroi. — Extérieurement la paroi présente le plus souvent un aspect lisse régulier, et ce n'est que rarement qu'il existe des productions papillaires et des fausses membranes accompagnant des adhérences aux organes voisins. A l'intérieur du kyste on voit souvent un dépôt de stratifications fibrineuses formant des couches régulières sur la paroi interne du kyste. Ces stratifications réduisent la cavité des petits kystes et peuvent même les remplir complètement, ce qui est un mode de guérison. Cette paroi est toujours plus ou moins congestionnée. Parfois elle ressemble à une anse intestinale d'une hernie étranglée (Daniel). Dans quelques cas on a trouvé des altérations inflammatoires de la paroi.

Au point de vue de leur siège les kystes hématiques de l'ovaire peuvent se produire :

a) Dans le tissu interstitiel de l'organe, créant l'apoplexie ovarienne de Puech.

b) Dans les vésicules de De Graaf, dans les corps jaunes et dans les follicules hydropiques.

L'apoplexie ovarienne de Puech a pour résultat la destruction totale du tissu de charpente de l'ovaire, ce qu'on n'observe pas dans les kystes produits au niveau des follicules. Ces hématomes du stroma, quand ils sont très abondants et quand ils se répètent, finissent par se rompre, amenant la mort par hémorragie, ou bien par péritonite. Dans les cas heureux, le sang s'enkyste et produit l'hématocèle rétro-utérine.

Ces kystes sont accompagnés d'hyperplasie fibreuse des autres parties de l'ovaire.

L'hémorragie siégeant au niveau d'un follicule de De Graaf se distingue d'une hémorragie vésiculaire physiologique en ce qu'elle se produit au centre de l'ovaire et non pas à la périphérie, qu'elle n'est pas accompagnée de rupture de la vésicule et de l'expulsion de l'ovule.

On conçoit aisément que les hémorragies se produisant au niveau des corps jaunes empêchent leur régression et en se répétant produiront des kystes hématiques.

Les kystes hématiques des follicules hydropiques présentent ceci de particulier qu'au début leur contenu est plus ou moins sanguignolent, et, à mesure que l'épanchement sanguin augmente à leur intérieur, leur contenu acquiert une couleur de plus en plus foncée.

Pour mieux fixer les idées, voyons le résultat de l'examen microscopique de la pièce de MM. de Rouville et P. Delmas fait par M. le professeur Bosc. « Un des kystes situé dans l'épaisseur de l'ovaire, du volume d'une noisette et rempli de caillots sanguins, est au voisinage d'un corps jaune volumineux à grandes cellules. Il présente des parois assez régulières, constituées à un faible grossissement par des cellules arrondies ou irrégulières à gros noyau, et des travées conjonctives courbes et dissociées qui limitent des espaces plus ou moins larges, remplis de grandes cellules luténiques. Il s'agit donc d'un kyste hémorragique développé aux dépens d'un corps jaune en régression. La paroi, étudiée au point de vue de sa vascularisation, montre des vaisseaux nombreux très dilatés qui présentent leur maximum de dilatation au voisinage de la cavité kystique et s'ouvrent dans cette dernière en raison de la désagrégation progressive du corps jaune. »

SYMPTOMES ET EVOLUTION

Les grands kystes diffèrent notablement des petits kystes par leurs symptômes ainsi que par leur évolution. Tandis que les premiers, en dehors des signes fonctionnels, présentent des signes physiques décelables par le médecin, les seconds éveillent l'attention de la femme surtout par la gêne, la douleur et les troubles divers dont ils sont accompagnés. Les grands kystes se terminent souvent par la rupture due à la distension considérable de leur paroi, les petits kystes ne se rompent que rarement.

Pour mieux étudier la symptomatologie des kystes hématiques de l'ovaire, envisageons les signes fonctionnels et les signes physiques.

Signes fonctionnels. — D'abord les douleurs pelviennes. Rien n'est plus variable que ces douleurs : parfois d'une ténacité et d'une durée désespérante, parfois fugaces. L'intensité est aussi variable : tantôt violentes, tantôt minimes, ces douleurs ressemblent plutôt à une gêne au niveau de la région ovarique. La douleur se produit de préférence entre deux époques : ce sont les « douleurs intermenstruelles » de Bouilly qui durent d'ordinaire 1 ou 2 jours et s'accompagnent d'un écoulement utérin muqueux ou légèrement sanguinolent. Ces douleurs vont en s'aggravant, deviennent bientôt continues et obligent la femme à renoncer à ses occupations habituelles, la rendent infirme.

Un autre symptôme, plus constant, est la dysménorrhée. Parfois les règles sont supprimées, plus souvent elles persistent et sont même plus abondantes qu'à l'état normal. Elles sont toujours irrégulières. Si l'on tient compte de la coexistence des fibromyomes de l'utérus avec les kystes hématiques des ovaires, on comprend facilement que le symptôme dysménorrhée soit accompagné de métrorragies.

Les troubles nerveux d'ordre réflexe vont de pair avec ce syndrome utéro-ovarien : les nausées, les vomissements, la toux réflexe, parfois l'hystérie et la neurasthénie.

Les *signes physiques* se ramènent à peu de choses dans la majorité des cas (petits kystes non décelables à la palpation). Dans les cas exceptionnels comme celui de Bœckel, on constatera une tumeur de la région ovarique, tumeur rénitente, fluctuante même, plus ou moins mobile. Cette tumeur augmentera de volume à chaque période menstruelle. Dans les cas de kyste de volume moyen on trouvera au toucher combiné au palper, une tumeur arrondie plus ou moins régulière dans le cul-de-sac postérieur.

Au point de vue de leur évolution, les grands kystes finissent souvent par se rompre. Cette rupture est accompagnée d'une hémorragie abondante, reconnaissable à la pâleur des téguments, aux sueurs froides, nausées, vomissements, syncopes ; le pouls devient filiforme et la malade succombe au milieu de convulsions. Un autre accident survenant chez les porteuses de kystes hématiques de l'ovaire est la torsion du pédicule qui détermine une péritonite rapidement mortelle si on n'intervient pas sur-le-champ. Les kystes hématiques des ovaires peuvent être le siège d'hémorragies répétées, et dans ce cas la malade présentera tous les signes de l'anémie progressive. Dans les cas heureux la rupture n'amènera qu'une hémorragie peu considérable, et le contenu du kyste s'enkystera en hématocèle rétro-utérine, accessible par le vagin, ou bien se résorbera. Une complication rare des kystes hématiques est la suppuration. Enfin les petits kystes peuvent ne s'accompagner d'aucun trouble fonctionnel, rester stationnaires et n'être découverts qu'à l'autopsie des femmes mortes de causes quelconques.

DIAGNOSTIC

Le diagnostic de l'affection qui nous occupe est fort délicat. Chaque fois qu'une malade viendra consulter un médecin pour la dysménorrhée, douleurs pelviennes et troubles divers, c'est à la salpingite que ce dernier songera si l'évolution est un peu aiguë. Si la douleur est moindre on pensera à la tuberculose annexielle. Enfin, quand les signes physiques permettront de constater la présence d'une tumeur, on pensera à un kyste ou à un néoplasme de l'ovaire, et il faudra que les douleurs soient bien prononcées pour penser à un kyste hématique possible. La bilatéralité de la tumeur sera un signe en faveur du kyste hématique.

Il est évident qu'en l'absence de douleurs on pourra confondre un kyste hématique avec un fibrome, mais l'exploration attentive des culs-de-sac du vagin associée au palper abdominal permettra d'établir l'indépendance de la tumeur de l'utérus. Une autre erreur de diagnostic consiste à confondre un kyste sanguin de l'ovaire avec une grossesse ectopique. Cette erreur est fréquente et l'observation de MM. de Rouville et P. Delmas en est un exemple : les troubles fonctionnels que présentait la malade simulaient à s'y méprendre la grossesse ectopique et la malade elle-même se croyait enceinte. Pour écarter le diagnostic d'une grossesse extra-utérine possible, il faut procéder à un examen histologique de la tumeur enlevée ainsi que de la trompe, et ne retrouver sur les coupes en série ni débris fœtal, ni débris placentaire, ni villosités choriales.

Il n'y a qu'une circonstance dans laquelle le diagnostic de kyste hématique de l'ovaire s'impose nettement. C'est le cas d'une femme n'ayant présenté antérieurement aucune lésion du côté de l'utérus et des annexes, qui à l'occasion d'un effort ou d'un traumatisme présente une tuméfaction brusque d'un ovaire ne s'accompagnant pas de fièvre. Si cette tuméfaction augmente de volume au moment des règles, il ne reste plus de doute sur la tumeur : nous sommes en présence d'un kyste sanguin.

de l'ovaire. Mais ces cas sont excessivement rares et le plus souvent le diagnostic sera fait au cours d'une opération.

Quant au diagnostic de la rupture des grands kystes sanguins, il sera à faire avec la rupture d'une grossesse extra-utérine, avec la péritonite appendiculaire, avec l'occlusion intestinale, avec la hernie étranglée. Mais la lipothymie, la pâleur des téguments, le pouls filiforme orienteront le diagnostic vers l'anémie aiguë, vers l'hémorragie interne, et alors si le chirurgien avait constaté antérieurement chez le malade une tumeur pelvienne, il se rendra compte à l'examen que cette tumeur s'est affaissée en même temps que la malade présentera tous les signes de défaillance indiqués plus haut. Le diagnostic de rupture d'un kyste hématique s'imposera.

PRONOSTIC ET TRAITEMENT

L'évolution des kystes sanguins de l'ovaire, comme nous l'avons montré plus haut, conduit la femme ou bien à l'anémie progressive (hémorragies répétées), ou bien aux grands accidents de la rupture ou de la torsien du pédicule. Le pronostic sera donc en général défavorable.

Il en sera de même en dehors de tout accident : en effet, chaque mois le kyste reçoit une certaine quantité de sang qui ne remplace point l'hémorragie cataméniale. Au contraire cette dernière est souvent encore plus abondante que normalement. On en conçoit que ces hémorragies mensuelles conduisent la femme à un état cachectique.

Au point de vue de la grossesse, on a noté la fréquence de la stérilité, de l'atrophie des follicules et de la ménopause précoce chez les femmes atteintes de kystes hématiques de l'ovaire. Dans les cas où la femme est devenue enceinte, elle est menacée d'un avortement ou d'un accouchement prématuré. Au moment de l'accouchement la dystocie est fréquente et la statistique de Jetter, publiée encore en 1861, établit la mortalité pour la mère de 50 p. 100 et de 48 p. 100 pour l'enfant. Les hémorragies de la délivrance et après la délivrance sont fréquentes.

Cependant il existe des cas de guérison spontanée des kystes hématiques des ovaires ; ce sont les cas de petits kystes sur les parois desquels se déposent des stratifications fibrineuses qui finissent à la longue par oblitérer ces kystes. Ces faits signalés par Puech et Trousseau doivent se produire bien rarement et il serait illusoire de compter sur une guérison spontanée quand il s'agit de kystes quelque peu volumineux. Le pronostic des kystes hématiques de l'ovaire reste sombre par conséquent dans la majorité des cas, et aussitôt leur diagnostic établi il faudra se résoudre à l'intervention.

L'intervention consistera en l'ablation de la tumeur ou des tumeurs dans le cas de kystes bilatéraux. La technique variera suivant les cas, suivant l'existence ou la non-existence des adhérences. On pratiquera ordinairement l'ovariotomie avec ou sans extirpation de la trompe. La greffe d'une portion d'ovaire sous la peau au niveau de l'incision abdominale serait tout à fait indiquée dans les cas de castration double. L'intervention de choix sera la laparotomie. La voie vaginale ne serait choisie que pour les kystes facilement accessibles ou plutôt pour une hématocèle rétro-utérine enkystée, bombant dans le cul-de-sac vaginal.

La coexistence d'une grossesse avec un kyste hématique de l'ovaire ne serait pas du tout une contre-indication à l'opération ; au contraire le professeur Pinard formule le précepte suivant : « Tout kyste de l'ovaire diagnostiqué pendant la grossesse commande l'intervention. » Ce précepte, nous le comprenons facilement, étant donné que les kystes à l'inverse des fibromes ne remontent jamais dans l'abdomen, restent par conséquent des tumeurs pelviennes, créant une dystocie des plus graves au moment de l'accouchement. La seule précaution à prendre au cours de l'opération est de ne point toucher à l'utérus pour ne pas réveiller des contractions qui amèneraient un avortement.

Il y a cependant des cas où l'extirpation du kyste est impossible à cause de fortes adhérences anciennes. On se bornera alors à la marsupialisation du kyste.

Le traitement médical sera appliqué avant que la malade se soit décidée à l'intervention. Il consistera selon la gravité des symptômes en applications de glace, repos au lit, en l'administration des opiacées s'il y a des douleurs fortes.

OBSERVATIONS

Observation I

(De Rouville et P. Delmas)

Volumineux kystes hématiques bilatéraux des ovaires à symptomatologie de grossesse ectopique

Mme N..., originaire de l'Aveyron, est une femme de 29 ans, bien charpentée et de taille au-dessus de la moyenne.

Rien d'intéressant n'est à signaler du côté de ses antécédents héréditaires : son père est âgé de 67 ans et jouit d'une santé parfaite ; sa mère serait morte « hydropique » il y a 8 ans ; 3 frères sont morts en bas âge d'affections inconnues ; 2 sœurs sont bien portantes : l'une est jeune encore, l'autre mariée, a un enfant et a fait 3 fausses couches, les deux premières avant, la troisième après l'accouchement normal.

Mme N... a été réglée à 12 ans, toujours normalement et sans douleur ; sa santé a été toujours excellente ; elle se marie à 20 ans ; 9 mois plus tard, elle fait une fausse couche de 3 mois, à la suite de laquelle un curettage est jugé nécessaire et pratiqué par le professeur Vallois. A la suite de ce curettage, Mme N... ne voit plus ses règles pendant 2 ans ; progressivement apparaissent des douleurs dans le bas-ventre qui vont en s'accentuant pour aboutir à des crises douloureuses se succédant à intervalles variés et pour lesquelles la malade est soignée par le docteur Reynès ; la symptomatologie de ces crises douloureuses, aussi bien que le traitement institué par notre regretté confrère, ne laissent aucun doute sur la nature pelvipéritonitique de ses lésions. Cependant la situation petit à petit s'améliore ; les règles réapparaissent normales et indolores, et, n'étaient quelques pertes blanches dont Mme N... s'est aperçue dès après son avortement et qui persistent, sa santé ne laisserait rien à désirer. Le 13 décembre dernier, les règles qui s'étaient montrées au jour voulu, le 13 novembre, manquent ; des picotements aux seins ; la grossesse, pour elle, ne fait pas doute ; cependant quelques symptômes anormaux apparaissent qui la troublent ; c'est d'abord une douleur assez vive et continue dans la partie droite du bas-ventre ; puis une douleur semblable apparaît à gauche ; enfin, le 11 janvier, un écoulement sanguin vaginal s'installe, très faible mais persistant, et qui dure encore le 16 janvier, jour où nous voyons la malade. Mme N... est, à ce moment, convaincue qu'elle est en train d'avorter. L'examen nous montre un col de nullipare, légèrement ramolli, et rejeté vers la gauche. Le palper combiné est douloureux ; il est possible cependant de se rendre compte du volume et de la situation de l'utérus, lequel, dépassant d'un à deux travers de doigt la symphyse pubienne, de consistance plutôt ferme, est légèrement incliné à droite. Manifestement il existe, dans la partie gauche de la cavité pelvienne, une tumeur rénitente, douloureuse au toucher et non contractile ; cette tumeur est nettement annexielle ; un sillon le sépare du bord gauche de l'utérus qu'elle surplombe, mais à droite aussi une autre masse existe moins volumineuse, et présentant au toucher combiné les mêmes caractères; cette seconde masse est plus bas située dans la cavité pelvienne, et elle paraît se prolonger dans le cul-de-sac de Douglas. Les différentes hypothèses examinées, nous nous arrêtons au diagnostic le plus probable en l'espèce, celui de grossesse ectopique peut-être bilatérale, et la malade, entrée à la Clinique le 16 janvier, est opérée le 17 : anesthésie à l'éther goutte à goutte. Dès l'ouverture du ventre, on constate, derrière l'éminence ilio-pectinée du côté gauche, l'existence d'une masse multilobulée du volume du poing, et qui paraît formée d'une série de petits kystes juxtaposés, dont quelques-uns, en se rompant au cours des manœuvres de libération, laissent écouler un liquide limpide et citrin; par son pôle inférieur, elle se continue avec une tumeur rénitente, du volume du poing, incluse dans le ligament large, et dont la face antéro-interne est cravatée par un cordon dans lequel on reconnaît la moitié interne de la trompe, tandis que sa paroi postérieure est intimement fusionnée avec l'intestin. L'ablation de cette masse paraît impossible sans la rompre, en l'abordant directement; par contre il sera simple de l'aborder en bas et en dedans par le bord interne de l'utérus. Celui-ci, légèrement augmenté de volume, ne se laisse pas entraîner par la pince qui le saisit; il est immobilisé par les annexes droites adhérentes et profondément situées dans la cavité pelvienne droite et le Douglas. Ces annexes droites sont libérées de bas en haut et de dedans en dehors, mais au cours de cette manœuvre, l'ovaire droit, du volume d'un gros œuf de poule, et que de multiples adhérences fixent aux organes voisins, se rompt et laisse écouler, sur le lit de compresses qui pare le ventre, un liquide épais, chocolaté et modore. Hystérectomie subtotale par le procédé américain : la poche hématique intraligamentaire gauche se laisse facilement énucléer. En raison de la rupture de l'ovaire droit, deux drains en caoutchouc sont placés dans le paramétrium droit, et, la péritonisation complète obtenue en suturant l'anse sigmoïde au péritoine vésical, le ventre est refermé à 3 plans. Les suites opératoires ont été tout à fait normales. Les pièces ont été examinées au laboratoire d'anatomie pathologique.

Il s'agit de 2 kystes hématiques bilatéraux des ovaires ; les trompes ont été reconnues saines, et il n'a pas été possible de découvrir, au niveau des kystes ovariens, le moindre indice qui pût faire penser à l'existence de grossesse ovarienne. Le kyste à contenu séro-citrin est également développé aux dépens de l'ovaire gauche. L'examen microscopique, auquel a bien voulu procéder le professeur Bosc, permet de les interpréter ainsi :

1° Un des kystes situé dans l'épaisseur de l'ovaire, du volume d'une noisette et rempli de caillots sanguins, est au voisinage d'un corps jaune volumineux à grandes cellules. Il présente des parois assez régulières, constituées, à un faible grossissement, par des cellules arrondies ou irrégulières à gros noyau, et des travées conjonctives courbées et dissociées qui limitent des espaces plus ou moins larges, remplis de grandes cellules lutéiniques. Il s'agit donc d'un kyste hémorragique développé aux dépens d'un corps jaune en régression. La paroi, étudiée au point de vue de sa vascularisation, montre des vaisseaux nombreux très dilatés qui présentent leur maximum de dilatation au voisinage de la cavité kystique et s'ouvrent dans cette dernière en raison de la désagrégation progressive du corps jaune.

2° Le kyste le plus volumineux, non hématique, présente une paroi conjonctive sans épithélium de revêtement, du fait, sans doute, de la compression et de l'étalement intrakystiques.

Observation II

(Audebert et Mériel)

Volumineux kyste hématique de l'ovaire à symptomatologie de grossesse ectopique.

La malade est une femme de 38 ans, de bonne santé habituelle, qui s'est mariée à 24 ans et a eu sept grossesses, dont deux fausses couches. Au mois de décembre 1912, suppression des règles et apparition de malaises digestifs variés, de congestion des seins, de douleurs lombaires.

Deux mois après, en janvier, la malade ressentit des douleurs violentes dans le bas-ventre avec tendances à la lipothymie. Le lendemain, la paroi abdominale est encore sensible. Cinq jours après, la malade se lève, mais elle ne tarde pas à perdre de nouveau connaissance après avoir accusé des douleurs dans le bas-ventre.

Pendant cette seconde crise, elle a quelques pertes rouges suivies, dit-elle, de l'expulsion d'une membrane rougeâtre qu'elle compare, pour la couleur, à du placenta. Cette membrane n'a été montrée ni à un médecin, ni à une sage-femme, c'est la malade seule qui l'a vue, et, de ce fait, on ne peut en tenir grand compte.

La malade se relève de cette seconde crise pour retomber dans une nouvelle au bout de 2 à 3 jours. Celle-ci est encore caractérisée par des sueurs froides et une syncope. Le lendemain, vomissements, ventre dur et sensible, constipation, urines rares ; grâce à un traitement approprié, les vomissements s'arrêtent, le ventre s'assouplit et la malade semble aller mieux. On lui conseille alors d'entrer à la clinique d'accouchements.

Là, on constate que la malade a un peu de fièvre ; au toucher, le cul-de-sac de Douglas est douloureux et occupé par une masse rénitente. Ces données, rapprochées des anamnestiques très nettement fournis par la femme, font penser qu'il y a eu un avortement tubaire par crises successives et qu'il y a lieu d'intervenir chirurgicalement.

C'est avec ce diagnostic que la femme entre dans le service de l'un de nous à l'Hôtel-Dieu. A l'examen, on constate un ventre souple et dont la paroi latérale gauche est plus sensible que du côté opposé. Dans la fosse iliaque gauche, on sent une tuméfaction assez difficile à délimiter, à cause de la douleur provoquée. Le toucher vaginal combiné au palper montre que le cul-de-sac postérieur est distendu et dépressible. Cette tuméfaction paraît située en arrière et à gauche ; l'utérus semble entouré par cette tuméfaction, mais il garde encore une certaine mobilité. Le col est repoussé en avant contre la symphyse.

Tous ces signes et l'histoire clinique des accidents nous font admettre le diagnostic d'avortement tubaire à poussées successives et c'est avec cette opinion que nous opérons.

Le 15 avril, sous anesthésie à l'éther goutte à goutte, laparotomie. Nous trouvons dans le bassin une poche juxta-utérine, adhérant un peu partout aux parois pelviennes et à l'S iliaque, une tumeur constituée par une poche à parois épaisses et contenant du liquide hématique et des caillots auxquels donne issue la libération de la poche d'avec ses adhérences.

L'hystérectomie subtotale permet d'enlever d'un seul bloc utérus et annexes droite et gauche, la tumeur comprise. En outre, appendicectomie. Les suites opératoires furent normales, réunion *per primam*.

La pièce enlevée avait la forme d'un cœur, le volume des deux poings et semblait sous-jacente à la trompe gauche. Sans l'ouvrir, elle est envoyée au laboratoire d'anatomie pathologique, et M. le professeur Tapie nous dit qu'il n'a trouvé que des caillots non organisés dans la poche kystique, et que celle-ci lui paraît tout à fait indépendante de la trompe et exclusivement en rapport avec l'ovaire gauche. En examinant les pièces avec lui, l'un de nous a pu constater, en effet, que la trompe était placée au-dessus du kyste, que sur la coupe, en divers points, la trompe ne présentait ni la dilatation de sa lumière ni l'amincissement des parois qu'il est de règle de rencontrer dans la grossesse tubaire ; de plus, le pavillon de la trompe était étalé et adhérent à la surface externe du kyste. Au point de vue macroscopique, on ne pouvait penser à une grossesse tubaire rompue ; ce qui acheva de lever les doutes fut l'examen histologique pratiqué de différents points de la trompe et de la paroi kystique. En aucun point, en effet, on ne reconnut d'éléments plasmodiaux. En dépit des apparences, en dépit de l'histoire clinique, il fallut bien se rendre à l'évidence et renoncer au diagnostic de grossesse ectopique. Dès lors, cette poche kystique devait être considérée comme un kyste hématique de la surface de l'ovaire — puisqu'ils étaient accolés intimement — dans lequel se seraient faites des hémorragies successives lors de phénomènes de torsion. Telle fut l'opinion de Tapie en présence de ce cas singulier dans lequel l'histologie venait à l'encontre des données cliniques.

Observation III

(F. Jayle)

Mlle X..., 42 ans, vierge. Réglée vers 14 ou 15 ans. Règles régulières, très abondantes, douloureuses, jusque vers l'âge de 33 ans, puis non douloureuses, puis de nouveau douloureuses depuis un an, durant sept jours. Jamais de pertes blanches.

Les douleurs, en dehors des règles, ont débuté en octobre 1907. La malade a ses règles le 13 octobre après un voyage, et il reste à la suite une sensation de pesanteur qui disparaît au bout de quelques jours. En même temps, la malade se trouve très faible et ne peut marcher que courbée. Tous les phénomènes s'éteignent au bout de huit jours jusqu'à l'apparition des règles suivantes, en novembre, qui viennent comme d'ordinaire. A la suite de ses règles la malade souffre encore pendant huit jours, puis elle est de nouveau bien pendant quinze jours. Le 4 décembre, les règles viennent avec six jours d'avance, cette fois moins douloureuses, aussi abondantes et durant 7 jours. La malade reste fatiguée les 8 jours qui suivent, et à ce moment, vers le 10 ou 12 décembre, elle vomit toute une journée. Le 6 janvier, les règles réapparaissent ; le troisième jour, en revenant des water-closets, la malade est prise de fortes douleurs abdominales en même temps que d'étourdissements, et elle n'a pas la force de se déshabiller. Depuis ce moment les douleurs n'ont plus disparu. Les souffrances ont été très grandes jusqu'à la fin des règles et ont persisté après. Les douleurs siègent dans les cuisses, les reins, dans tout l'hypogastre, particulièrement au milieu et à gauche, dans les reins. A droite, aucune douleur. Au moment où les douleurs étaient le plus fortes, les mictions étaient également douloureuses. La malade est constipée depuis octobre. Les premiers jours des règles elle ne pouvait aller à la selle ; le quatrième ou le cinquième jour, elle avait une évacuation, et en même temps les douleurs de ventre commençaient très vives. Il est probable que la contraction intestinale était provoquée par le début de l'hémorragie intra-pelvienne. L'état général est médiocre, la malade est maigre, très anémiée, ne peut se tenir debout sans se plier en deux.

Examen physique. — L'examen est rendu assez difficile par suite de l'existence de l'hymen qui est un peu sclérosé et dont l'orifice est très étroit ; aussi ne peut-on faire qu'un examen imparfait ; cependant on arrive à sentir que tout le pelvis est occupé par une masse qui fait corps avec le col et qu'on suppose être l'utérus volumineux, contenant sans doute un fibrome, flanqué à droite et à gauche de masses annexielles, le tout compliqué de pelvi-péritonite.

Opération, le 9 janvier 1908. — Anesthésie à l'éther.

Dès l'ouverture de la cavité péritonéale, on voit que les anses grêles adhèrent au péritoine sus-pubien. En les réclinant avec le doigt, on détache des fausses membranes, et il s'écoule un peu de liquide qu'on recueille aussitôt sur des compresses. Avant d'aller plus loin, on protège avec le plus grand soin tout le haut de la cavité péritonéale et on place l'écarteur mécanique. On détache les anses intestinales, et l'aspect du pelvis rappelle tout aussitôt celui de la grossesse extra-utérine avec hématocèle. Au cours de cette libération, très rapidement, on ouvre un grand foyer sanguin. La quantité de sang est évaluée à près de trois quarts de litre. Le sang est noir, poisseux. A la surface de la poche et en haut se trouvent quelques traînées de fibrine que tout d'abord on avait prises pour des traînées purulentes. Peu à peu, au fur et à mesure qu'on se débarrasse du contenu de l'hématocèle, on finit par reconnaître l'appareil utéro-annexiel ; l'utérus est gros, d'un volume double de celui qu'il devrait avoir chez une femme vierge. On cherche tout d'abord s'il n'existe pas une grossesse extra-utérine droite ; la trompe est prolabée et perdue dans le liquide d'hématocèle ; on la libère et on l'enlève ; on s'aperçoit alors que l'ovaire est en place et ne présente aucune lésion. La trompe enlevée n'est d'ailleurs que fortement congestionnée et un peu épaissie ; son extrémité est libre, d'apparence saine. On cherche alors à gauche ; on enlève encore du sang et on trouve les annexes qui paraissent bien être l'origine de l'hémorragie, car l'épanchement est plus abondant du côté gauche, et en outre les annexes sont le siège, même pendant l'opération, d'une petite hémorragie. On pense trouver à leur niveau une grossesse tubaire, mais on ne voit aucune lésion de ce genre ; la trompe présente les mêmes caractères que de l'autre côté, l'ovaire contient deux petits kystes rupturés, dont l'un, noirâtre, laisse suinter du sang. Ces annexes sont enlevées. La question se pose alors de l'hystérectomie ; mais, comme l'intervention a déjà duré près de cinquante minutes, que l'opérée est très faible, qu'il existe une circulation pelvienne très développée, que, la malade étant vierge et l'hymen assez serré, la désinfection vaginale ne sera pas facile, on se décide à pratiquer l'hystéropexie par quatre points au catgut, unissant les parties antéro-latérales de l'utérus au péritoine pariétal.

Il reste donc l'utérus avec l'ovaire droit. L'hématose parfaite est impossible, tout le pelvis étant dénudé et suintant. On place un grand drain allant jusqu'au fond du Douglas et quatre mèches. Fermeture de la paroi comme à l'ordinaire.

Suites opératoires. — Ablation des mèches au bout de quarante-huit heures. Diminution du drain le sixième jour. Un peu d'anurie environ douze heures après le deuxième jour.

Guérison au bout d'un mois.

Examen des pièces, par M. Latteux, chef du laboratoire de M. le professeur Pozzi, à l'hôpital Broca.

1° Examen des trompes. — Les deux trompes, minutieusement examinées, ne présentent aucun renflement ; elles sont perméables au niveau du pavillon ; elles ont une dimension normale et sont simplement très légèrement indurées sur toute leur étendue. L'examen histologique n'a rien révélé de particulier.

2° **Examen** macroscopique de l'ovaire gauche. — L'ovaire gauche montre appendus à son extrémité inféro-externe deux petits kystes noirâtres qui se sont rompus en revêtant l'aspect déchiqueté de certaines carpelles au moment de la déhiscence. Ces kystes contiennent encore, à leur face interne, une couche de sang coagulé.

L'ovaire, légèrement hypertrophié, étant incisé dans son petit diamètre, laisse apercevoir une troisième cavité kystique, mais ne contenant pas de sang.

Le tissu ovarique se montre à l'œil nu parsemé d'une quantité de petits orifices, qui appartiennent à d'innombrables capillaires dilatés plus ou moins gorgés de sang.

Examen microscopique. — Nous avons fait une coupe microscopique, passant par l'axe du troisième kyste, et comprenant toute l'épaisseur de l'ovaire.

La couche corticale, à peu près normale dans la majeure partie de son étendue, présente au pourtour des kystes hémorragiques une modification particulière. Les cellules sont augmentées de volume et le noyau est arrondi au lieu d'offrir un aspect normal filiforme. En un mot, le tissu a pris une consistance moins résistante.

En résumé, il s'agit de phénomènes hémorragiques provenant de l'hypertrophie et du développement exagéré des capillaires ovariques, dont les parois trop faibles n'ont pu en se développant supporter la pression sanguine, se sont rompues et ont donné naissance à des infiltrations sanguines plus ou moins étendues. Le sang s'est épanché dans les cavités kystiques : sous un excès de pression les kystes ont éclaté et, le suintement continuant, il s'est développé progressivement, et sans doute en plusieurs fois, correspondant aux crises douloureuses, une hématocèle considérable.

Observation IV

(Bœckel. — Résumée)

Malade de 28 ans, depuis 6 mois sujette à des crises, des vomissements, des douleurs abdominales apparaissant sans motif. La malade régulièrement réglée, depuis qu'elle souffre, perd abondamment.

Bœckel constate la présence d'une tumeur rénitente, située dans le flanc gauche, ayant le volume d'une tête d'adulte : le toucher vaginal ne fait constater des saillies dans aucun cul-de-sac. Deux ponctions successives pratiquées à un mois d'intervalle donnent issue à un liquide demi-épais de couleur chocolat. Peu de temps après, récidive et apparition d'un nouveau kyste de l'autre côté.

A chaque époque menstruelle les kystes sont douloureux et augmentent de deux à trois travers de doigt.

Deux nouvelles ponctions sont faites toujours suivies d'une injection iodée, la suppuration s'installe. Bœckel fait une laparotomie avec une marsupialisation du kyste qui est suivie de mort.

A l'autopsie, on trouve un kyste gauche contenant des caillots et un liquide chocolat.

L'examen microscopique pratiqué par Villemin montre la présence d'ovules dans la paroi du kyste.

Le kyste gauche est multiloculaire, une des loges contient du sang.

Observation V

(Jayle. — Résumée)

Malade de 32 ans. Utérus fibromateux en rétroversion et rétroflexion.

Le 22 octobre 1901, Jayle pratique une hystérectomie sus-vaginale avec ablation des annexes gauche et de la trompe droite, suites normales.

Examen des pièces. Utérus fibromateux, globuleux, présentant un kyste hématique et deux kystes séreux.

La malade revient en novembre 1902 pour éventration.

Au cours de l'opération, pratiquée le 29 novembre, Jayle constate la présence d'un kyste hématique appendu à l'ovaire droit qui est scléreux. Ablation. Suites normales. Guérison.

Examen de la pièce. — Ovaire scléreux, présentant 3 kystes séreux et 1 kyste hématique à parois très minces, du volume d'une noix.

Remarque. — L'ovaire hématique ayant tendance à la bilatéralité, l'existence d'un ovaire hématique au cours d'une hystérectomie justifie l'ablation de l'autre ovaire même s'il paraît sain.

CONCLUSIONS

I. — L'infection et la dégénérescence microkystique sont les deux grandes causes des kystes hématiques des ovaires. Ces causes agissent par l'intermédiaire de la menstruation.

II. — En dehors de la dégénérescence sclérokystique acquise, résultat de l'ovarite chronique, il faut tenir compte de l'existence d'un ovaire microkystique congénital qui peut aussi donner naissance à des kystes hématiques de l'ovaire.

III. — Le siège des kystes sanguins peut être dans un follicule de De Graaf, dans un corps jaune, dans un follicule hydropique ou enfin dans le stroma ovarien.

IV. — Il n'y a pas de symptôme pathognomonique dans les cas moyens. L'évolution, tout en restant bénigne pendant un certain temps, finit par épuiser la malade à la longue ou bien donne lieu aux grands accidents de la rupture ou de la torsion du pédicule.

V. — Le traitement une fois le diagnostic posé est l'extirpation de la tumeur ou l'ovariotomie. L'ablation complète des ovaires au cours d'une hystérectomie est indiquée chaque fois que le chirurgien peut prévoir, d'après l'état des ovaires, la formation d'un kyste hématique à leur niveau.

BIBLIOGRAPHIE

Audebert et Mériel. — Bull. Soc. d'obst. et de gyn. de Toulouse, juin 1913.
Bauby et Castan. — Gaz. des hôpitaux, février 1903.
Boeckel. — Gazette médicale de Strasbourg, 1861.
Boudey. — Contribution à l'étude des kystes hématiques de l'ovaire (Thèse de Bordeaux, 1903).
Charrier. — Gaz. des hôpitaux, n° 16, 1913.
Daniel (C.). — Revue de gyn. et de chir. abdominale, t. IX, 1905.
Delmas et de Rouville. — Bull. Soc. d'obst. et de gyn. de Montpellier, mars 1913.
Forgue et Massabuau. — Revue de gyn. et de chir. abdominale, t. XIV, 1910.
Jayle (F.). — Revue de gyn. et de chir. abdominale, t. XIII, 1909.
Lacouture. — Journal de médecine de Bordeaux, avril 1904.
Paquet. — Bull. Soc. anatom. de Paris, juillet 1864.
Potier. — Rev. de gyn. et de chir. abdominale, octobre 1903.
Rouville (de) et Arrivat. — Arch. mens. d'obst. et de gyn., juin 1913.
Schæffer (O.). — Arch. f. Gyn. Berlin, 1909.
Vigneau. — Des hématomes de l'ovaire (Thèse de Lyon, 1903).
Wolf. — Ueber Hematoma Ovarii (Arch. f. Gyn. Berlin, 1907).

Vu et permis d'imprimer :
Montpellier, le 8 mai 1914.
Le Recteur,
Ant. BENOIST.

Vu et approuvé :
Montpellier, le 7 mai 1914
Le Doyen,
MAIRET.

SERMENT

En présence des Maîtres de cette École, de mes chers condisciples et devant l'effigie d'Hippocrate, je promets et je jure, au nom de l'Être suprême, d'être fidèle aux lois de l'honneur et de la probité dans l'exercice de la Médecine. Je donnerai mes soins gratuits à l'indigent, et n'exigerai jamais un salaire au-dessus de mon travail. Admis dans l'intérieur des maisons, mes yeux ne verront pas ce qui s'y passe; ma langue taira les secrets qui me seront confiés, et mon état ne servira pas à corrompre les mœurs ni à favoriser le crime. Respectueux et reconnaissant envers mes Maîtres, je rendrai à leurs enfants l'instruction que j'ai reçue de leurs pères.

Que les hommes m'accordent leur estime si je suis fidèle à mes promesses! Que je sois couvert d'opprobre et méprisé de mes confrères si j'y manque!

MONTPELLIER — IMPRIMERIE COOPÉRATIVE OUVRIÈRE

Imprimé en France
FRHW010033091225
46184FR00007B/376

9782418280908